Dᣴ E. PERPÈRE

Médecin consultant au Mont-Dore

Ancien Interne prov. des Hôpitaux de Paris

Emploi clinique des Gaz Thermaux

Thérapeutique gazeuse

DU

MONT-DORE

Communication faite à la Société d'Hydrologie Médicale de Paris

(Séance du 15 janvier 1912)

ISSOUDUN

IMPRIMERIE H. GAIGNAULT

15, Rue Victor-Hugo, 15

1912

DU MÊME AUTEUR

Du Pédiluve, et en particulier du Pédiluve Mont-Dorien.
— *Soc. d'Hydrologie, 1908.*

La Taxe de séjour en deça et au delà des Alpes. —
Gazette des Eaux, 1910.

Traitement de l'Asthme chez l'enfant. — *Le Médecin Praticien, 1910.*

A propos des Colloïdés dans les eaux minérales. — *Gaz.
des Eaux, 1912.*

**Contribution à l'Etude des associations tabéto-paraly-
tiques.** — *Paris, 1902,* Vigot, *édit.*

Inversion complète des viscères chez une femme (en collab.
avec MM. Magnan et Clayeux). — *Soc. de Biologie, 1903.*

Psychose polynévritique avec insuffisance hépatique (en
collab. avec M. Juquelier). — *Soc. Médico-Psychologique, 1903.*

Deux asiles de Saint-Pétersbourg. — *Revue de Psychiatrie,
1906.*

Constipation et Troubles mentaux. — *Soc. de Médecine de
Paris et Progrès Médical 1907.*

Dr E. PERPÈRE

Médecin consultant au Mont-Dore

Ancien Interne prov. des Hôpitaux de Paris

Emploi clinique des Gaz Thermaux

Thérapeutique gazeuse

DU

MONT-DORE

Communication faite à la Société d'Hydrologie Médicale de Paris

(Séance du 15 janvier 1912)

ISSOUDUN

IMPRIMERIE H. GAIGNAULT

15, Rue Victor-Hugo, 15

1912

DU MÊME AUTEUR

———

Du Pédiluve, et en particulier du Pédiluve Mont-Dorien. — *Soc. d'Hydrologie, 1908.*

La Taxe de séjour en deça et au delà des Alpes. — *Gazette des Eaux, 1910.*

Traitement de l'Asthme chez l'enfant. — *Le Médecin Praticien, 1910.*

A propos des Colloïdes dans les eaux minérales. — *Gaz. des Eaux, 1912.*

Contribution à l'Etude des associations tabéto-paralytiques. — *Paris, 1902, Vigot, édit.*

Inversion complète des viscères chez une femme (en collab. avec MM. Magnan et Clayeux). — *Soc. de Biologie, 1903.*

Psychose polynévritique avec insuffisance hépatique (en collab. avec M. Juquelier). — *Soc. Médico-Psychologique, 1903.*

Deux asiles de Saint-Pétersbourg. — *Revue de Psychiatrie, 1906.*

Constipation et Troubles mentaux. — *Soc. de Médecine de Paris et Progrès Médical 1907.*

Dᵣ E. PERPÈRE

Médecin consultant au Mont-Dore

Ancien Interne prov. des Hôpitaux de Paris

Emploi clinique des Gaz Thermaux

Thérapeutique gazeuse

DU

MONT-DORE

Communication faite à la Société d'Hydrologie Médicale de Paris

(Séance du 15 janvier 1912)

ISSOUDUN

IMPRIMERIE H. GAIGNAULT

15, Rue Victor-Hugo, 15

1912

Emploi clinique des Gaz Thermaux

Thérapeutique gazeuse
du Mont-Dore

Enfants chéris des physiciens et des chimistes, les gaz thermaux ne paraissent pas avoir eu le don jusqu'ici d'inspirer aux cliniciens une semblable affection. Aussi nous a-t-il paru opportun d'appeler l'attention sur les excellents services qu'ils nous peuvent rendre, et de parler d'eux, surtout et pour une fois, en médecin.

Tout d'abord, et pour se reconnaître un peu dans la question, peut-on risquer une *classification « gazeuse » des eaux minérales* ? Oui, si l'on se résigne à être schématique et à ne considérer que deux gaz hors de pair : l'hydrogène sulfuré et l'acide carbonique.

Dire que les eaux minérales peuvent se diviser en eaux à prédominance sulfurée et en eaux à prédominance carbonique n'est pas trop s'éloigner de la réalité, et cela eût presque paru, il y a peu d'années, la réalité même.

En fait, nous savons aujourd'hui que bien d'autres éléments entrent dans la composition des gaz thermaux : c'est l'oxygène (fort rare, il est vrai), ce sont surtout l'azote et les cinq énigmatiques gaz rares qui semblent, d'après les belles recherches de M. Moureu (1), la propriété commune de la plupart des eaux minérales.

Ces gaz, selon toute vraisemblance, ne sont pas inactifs, et voici les données très prometteuses qu'aux points de vue

---

(1) V. en part : Les dégagements gazeux des sources thermales. *Soc. d'Hydrologie*, 20 janvier 1908.

physiologique et thérapeutique nous avons sur eux : MM. A. Robin et Binet ont mis en évidence la diminution des échanges respiratoires sous l'influence de l'ingestion d'eau azotée. Tessier a observé que les injections intrapéritonéales d'azote chez des animaux tuberculisés augmentent la résistance de ceux-ci à l'infection. Dans le même ordre d'idées, la cure azotée de Panticosa, sur le versant espagnol des Pyrénées, ne semble-t-elle pas avoir une réelle action dans certaines formes de tuberculose pulmonaire ? Enfin Regnard et Schloesing fils ont montré la fixation de l'azote et de l'argon de l'air sur le sang dans l'acte de la respiration. En est-il de même pour les autres gaz rares (hélium, néon, krypton, xénon) ? Cela est possible, et M. Moureu fait remarquer que la molécule de l'hélium, étant la plus légère de toutes, après celle de l'hydrogène, et par conséquent douée d'un grand pouvoir diffusif, joue peut-être un rôle osmotique important. Il convient aussi de rappeler que si les phénomènes de radioactivité ont quelque valeur physio-thérapeutique, les gaz rares, grands générateurs d'émanations radioactives, ont, de ce fait, une nouvelle raison d'agir sur l'organisme ; avec ce corollaire, que lesdites émanations étant fort fugaces, l'action du gaz thermal sera d'autant plus grande que celui-ci sera mis en usage plus près de son origine.

De tout ceci ressort que, lorsque nous parlons de gaz à prédominance sulfurée ou carbonique, nous envisageons des mélanges très complexes et doués d'activités multiples, le gaz thermal étant, comme l'eau elle-même, un tout très spécial, vivant pour ainsi dire, et inimitable.

Les *gaz à prédominance sulfurée* paraissent, à l'heure actuelle, fort utilisés, et il n'y a guère de station sulfureuse qui ne les emploie, particulièrement dans le traitement des affections des voies respiratoires et de leurs annexes, non il est vrai à l'état de pureté, mais mêlé soit à l'air (inhalations gazeuses froides d'Allevard, par exemple), soit plus souvent à de l'air et de la vapeur d'eau (inhalations chaudes, humage). Bien qu'aucune thérapeutique n'atteigne jamais le summum de la perfection, on peut dire que les services rendus par les gaz à prédominance sulfurée répondent dans une large mesure à tout ce qu'on peut attendre d'eux. Au surplus, laissé-je à de plus compétents le soin de traiter ce sujet.

Moins fortunés, certes, sont les *gaz à prédominance carbonique, l'acide carbonique thermal*, pour reprendre l'heureuse expression de Max Durand-Fardel qui, le premier, semble avoir pressenti qu'il s'agit d'autre chose que d'acide carbonique banal. Cet acide carbonique thermal abonde dans nombre de sources, au point de leur communiquer cet aspect bouillonnant qui donnait le change aux anciens : Mme de Sévigné disait des eaux de Vichy qu'elles étaient véritablement « bouillantes », ce qui d'ailleurs ne l'empêchait pas d'en boire douze verres avant la messe. Eh bien ! en dépit de leur abondance, ces dégagements gazeux paraissent avoir vraiment peu attiré l'attention des cliniciens.

Le premier essai d'utilisation thérapeutique, de *pnoothérapie* (de πνόος ou πνοή, exhalaison, gaz), si l'on veut bien me permettre ce néologisme, date de 1830. A cette époque, Goin, de Saint-Alban, ayant observé qu'un ouvrier asthmatique, employé aux canalisations de cette station, se trouvait fort soulagé après avoir été soumis à l'action asphyxiante des gaz, eut l'idée de traiter par ce moyen les névroses de l'appareil respiratoire. Nepple (1), peu d'années après, appuya le travail de Goin.

Puis, pendant que l'idée prenait corps à Ems, à Kissingen, elle suscitait des tentatives en France, à Saint-Nectaire (Vernière) et à Vichy (Max Durand-Fardel). En 1859, cet auteur résumait l'état de la question dans une note lue à la Société d'Hydrologie (2) et considérait la médication gazeuse comme appelée à prendre à bref délai un grand développement. A l'encontre des espérances du grand hydrologue, un silence presque complet se fit aussitôt sur cette médication, laquelle n'inspira plus que de rares travaux, parmi lesquels nous citerons celui de Barbier (3), de Vichy, et deux courtes études

---

(1) *Journal de Méd. de Lyon.* 1842, t II, p. 291.

(2) *Soc. d'Hydr*, 14 févr. 1859.

(3) *Monde thermal*, 1863.

— 6 —

de Boucomont (1), de Royat. Nous verrons plus loin celles
qui ont été suscitées par la clinique Mont-Dorienne.

Est-ce à dire que l'acide carbonique thermal ait été complètement délaissé ? Cette affirmation serait certes exagérée.
Il n'en est pas moins vrai que dans certaines stations ce
moyen thérapeutique a été complètement abandonné ou
négligé, et que dans d'autres il a vu son importance singulièrement méconnue. Il y a là un état de choses très regrettable, et qui ne manquera pas de frapper l'attention, si l'on
veut bien se rappeler : d'abord le nombre relativement élevé
des sources thermales françaises riches en dégagements gazeux à prédominance carbonique, ensuite les circonstances
diverses dans lesquelles ceux-ci peuvent être utilisés. Nous
allons les rappeler brièvement.

L'acide carbonique thermal a été ou peut être administré :

1° Sur les *téguments,* soit sous forme de bain (nous parlons naturellement de bain purement gazeux), soit sous
forme de douche locale, et cela principalement dans les cas
suivants : douleurs rhumatismales, névralgies, dermatoses
prurigineuses, lymphatisme, chloro-anémie, etc... Le médicament gazeux agit dans ces circonstances, d'une part sur
l'état général par les modifications qu'il apporte à la circula-
tion périphérique et, d'autre part, localement par un effet
d'abord révulsif, puis sédatif et analgésique. Cette action
analgésique, niée par Gubler, est réelle, et dès 1844 l'ingé-
nieur François l'avait fort nettement observée à Vichy sur
les téguments des ouvriers travaillant dans des couches
gazeuses. Nous rappelons que, de son côté et récemment,
M. Aubel (2), de Néris, a parlé de l'utilité et de la facilité
d'une thérapeutique gazeuse externe, sans mettre cependant
sa pratique tout-à-fait en concordance avec ses vues, puis-
qu'il emploie, non les gaz isolés, mais le bain hypergazeux
et la douche gazeuse sous-marine.

2° Sous forme de *lavement* (cela a été fait chez les phti-
siques) et surtout de *douche vaginale,* dans les cas de vagi-
nisme, de prurit vulvaire (diabétiques) et dans certaines

---

(1) *Soc. d'Hydr.,* 1884, p. 233, et 1886, p. 111.
(2) *Soc. d'Hydr.,* 6 février 1911.

formes de congestion utérine, particulièrement aux environs de la ménopause.

3° Sous forme de *douches oculaires* dans certaines hyperémies conjonctivales, par exemple.

4° Sous forme de *douches pharyngées* dans divers cas de pharyngite chronique, ainsi que l'a fort conseillé Boucomont. Villemin, de Vichy, a même obtenu jadis par ce procédé la rétrocession de troubles auditifs, liés probablement à un état congestif de l'orifice pharyngien de la trompe d'Eustache.

5° Sous forme de *douches nasales* dans les troubles congestifs de la pituitaire.

6° En *inhalations* dans les affections spasmo-congestives de l'appareil respiratoire. Nous aurons à revenir sur ces deux derniers points.

Ce bref exposé m'a paru le meilleur plaidoyer en faveur de la médication gazeuse thermale. Qu'on ne s'y méprenne pas toutefois. Il n'est nullement dans ma pensée de recommander l'ensemble de ces pratiques à toutes les stations « gazeuses ». Suivant les spécialisations thérapeutiques, nombre de ces pratiques n'auront qu'une importance secondaire, tandis que d'autres devront prendre une des premières places parmi les armes thermales dirigées dans un but commun fixé par les indications fondamentales de la station. C'est ce que je voudrais illustrer d'un exemple en exposant, dans ses grandes lignes, la thérapeutique gazeuse du Mont-Dore.

THÉRAPEUTIQUE GAZEUSE DU MONT-DORE

Dès l'installation des premières salles d'inhalation, c'est-à-dire dès 1833, on a fait au Mont-Dore de la thérapeutique gazeuse sans le savoir, car, à n'en pas douter, les gaz thermaux sont un élément très important de l'atmosphère médicamenteuse inspirée par le malade. Mais ceux-ci sont fort dilués, et ils ne représentent pas le type de la médication gazeuse telle que nous l'entendons ici, de la médication par les gaz seuls.

A mon vénéré collègue Léon Chabory (1) revient le mérite
d'avoir le premier, vers 1860, pensé à utiliser directement
les gaz Mont-Doriens. Un malade ayant été pris devant l'Etablissement d'une violente crise d'oppression, Chabory le fit
transporter aussitôt auprès de la Source Madeleine et, le

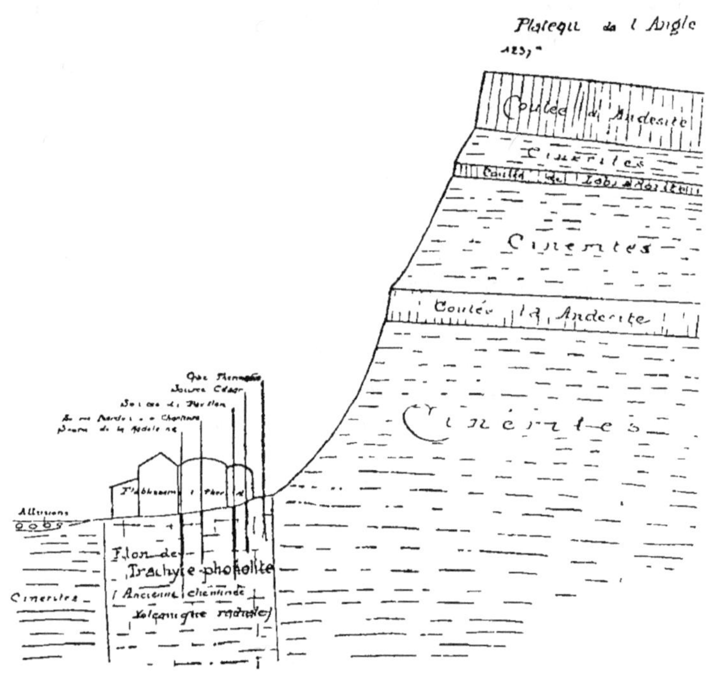

Fig. I.

Coupe schématique des Sources et de l'Etablissement Thermal
du Mont-Dore.

maintenant horizontalement, lui fit respirer les gaz qui
s'échappaient en abondance du griffon. Le résultat fut favo-
rable et l'essai renouvelé à diverses reprises ; mais c'est seulement à partir de 1890 que, sous l'inspiration de Joal, les
gaz thermaux furent employés systématiquement.

Avant la médication, le médicament :

La vallée du Mont-Dore est bordée à l'est par le Plateau de
l'Angle (fig. I) constitué, comme l'ont bien montré les tra-

---

(1) Communication écrite.

vaux du professeur Glangeaud, par des coulées de lave alternant avec des couches de projections ou cinérites ; laves et cendres proviennent de l'ancien volcan du Sancy. Au pied de ce plateau se trouve, affleurant le sol, un volumineux filon de lave (trachyte-phonolite) qui n'est autre chose qu'une ancienne cheminée volcanique. C'est dans les fissures de ce filon que circulent l'eau thermale et les gaz, lesquels se dégagent directement du roc sous forme de sources bouillonnantes. Cette disposition a permis de réduire pour ainsi dire à néant les travaux de captage. Il a suffi de recueillir l'eau dès qu'elle apparaît au jour et de l'utiliser *in situ*, sans pompage, sans canalisation d'aucune sorte, dans un établissement construit à l'emplacement même des sources. Ce fait, en présence des idées actuelles, présente une importance qui n'échappera à personne. Voici une eau éruptive extraordinairement vierge, et bue dans toute sa virginité, puisque sa température (45°) permet de l'utiliser sans délai. Importance très grande en particulier — et ici nous sommes plus étroitement dans le cadre de notre étude — en ce qui concerne les gaz. Comme le Mont-Dore ignore les puits à niveau variable et ne connaît que des sources continuellement jaillissantes, c'est le plus aisément du monde que les gaz thermaux, bouillonnant dans la masse liquide, peuvent être recueillis et mis tout de suite à la disposition du malade dans toute leur pureté physico-chimique.

Je n'essaierai pas d'indiquer, même de façon approximative, le débit gazeux des sources Mont-Doriennes : ces sources sont au nombre de douze, et la recherche d'un nombre global, dans ces conditions, représente une besogne ardue ; assez inutile aussi, en ce qui concerne notre sujet, puisque nous savons, par une expérience qui se passe de formules, que les gaz sourdent avec l'eau en quantité tout-à-fait considérable, notion plus que suffisante pour les applications gazeuses directes.

Je reconnais toutefois l'importance de telles recherches pour la connaissance de l' « atmosphère thermale » (ionisation et radioactivité). M. Frenkel (1) aura bientôt satisfaction

---

(1) *Soc. d Hydr.*, 24 avril 1911.

sur ce point ; mais j'ajoute que les chiffres obtenus, quels qu'ils soient, seront toujours inférieurs à la réalité, pour cette raison que les gaz, comme nous allons en montrer un exemple, s'échappent en abondance du filon Mont-Dorien en dehors même des sources.

Fait peu signalé, et peut-être général, si on le rapproche d'un fait semblable observé à Royat, au dire de M. Laussedat (1), ces dégagements gazeux, ainsi que l'avaient déjà noté Michel Bertrand et même ses devanciers, sont, quant à leur abondance, en raison inverse de la pression barométrique. A ce sujet, le citoyen Legrand (2) rapporte, après de Brieude, que vers le milieu du XVIII* siècle, un soldat espagnol s'étant obstiné, *un jour d'orage*, à se baigner dans la Source César, suivant la mode simpliste du temps, y périt asphyxié. L'observation n'est donc pas nouvelle ; il serait curieux qu'elle fût un peu partout contrôlée.

Quelle est la *composition des gaz thermaux* du Mont-Dore ? On en était à l'acide carbonique pur et simple lorsque Parmentier et Hurion (3) communiquèrent à l'Académie des Sciences, en 1900, l'analyse suivante :

En volume et pour 100 :

Co^2	99,50
Az	0,49
Argon	0,41
	100,00

Pas trace d'oxygène.

Ce sont à peu près les chiffres indiqués par M. Mourcu (4).

Co^2	99,39
O et Az (en bloc)	0,604
Gaz rares (en bloc)	0,0061

Enfin, c'est ici le lieu de rappeler les intéressantes recherches faites sur place par mon collègue et ami le D* Jean-

---

(1) *Soc. d'Hydr.*, 8 janvier 1912.

(2) **Voyage fait en 1787 et 1788 dans la ci-devant Haute et Basse Auvergne. Paris, an III.**

(3) Sur les gaz émis par les sources du Mont-Dore. *Acad. des Sciences*, 30 avril 1900.

(4) *Soc. d'Hydr.*, 20 janvier 1908.

nel (1) et qui ont montré le grand pouvoir radioactif des gaz recueillis sur le bouillonnement des griffons : fait fort important puisque ces gaz sont utilisés à côté même des sources.

Chaque station, avons-nous dit, et cela va de soi, doit adapter sa médication gazeuse aux indications thérapeutiques qui règlent ses intallations générales. Aussi ne sera-t-on pas surpris que le Mont-Dore ait vu, avant toutes choses, dans la pnoothérapie, une adjuvance au traitement des affections des voies respiratoires qui font partie de son domaine.

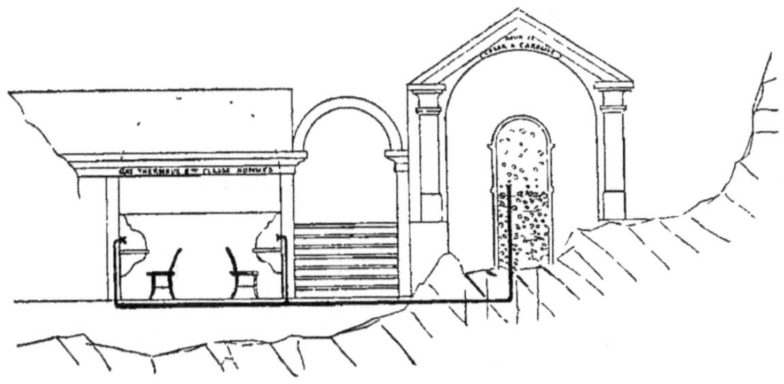

Fig. II.
Captage des gaz de la Source César.

En montrant comment elle s'est efforcée vers ce but, nous donnerons en même temps un exemple de captage et de distribution gazeux qui ne sera peut-être pas sans intérêt.

Plusieurs sources sont utilisées directement pour leur rendement gazeux ; mais, afin d'éviter longueurs et redites, je montrerai seulement trois types très simples de captage.

La fig. II représente la Source César Les gaz s'accumulent sous une sorte de coupole en lave, et de là se dirigent par une canalisation très courte vers une salle voisine où la conduite se ramifie pour aboutir à une série d'issues mises à la disposition d'autant de malades.

La fig. III montre une autre disposition. On a mis à profit les dégagements gazeux abondants qui s'échappent des fis-

---

(1) *Soc. d'Hydr*, 19 avril 1909.

sures trachytiques, en dehors des sources proprement dites. Il a suffi d'une simple coiffe en ciment pour recueillir ces gaz et les conduire, comme ci-dessus, dans des salles appropriées.

Enfin, dans la fig. IV, nous voyons le captage réalisé sous un autre mode, par l'isolement, au moyen d'une sorte de cloche, d'une petite partie du griffon de la Source Bardon, à la sortie même de la masse hydro-gazeuse.

Donc, débit continu et utilisation immédiate, le tropplein gazeux n'étant à dessein pas recueilli.

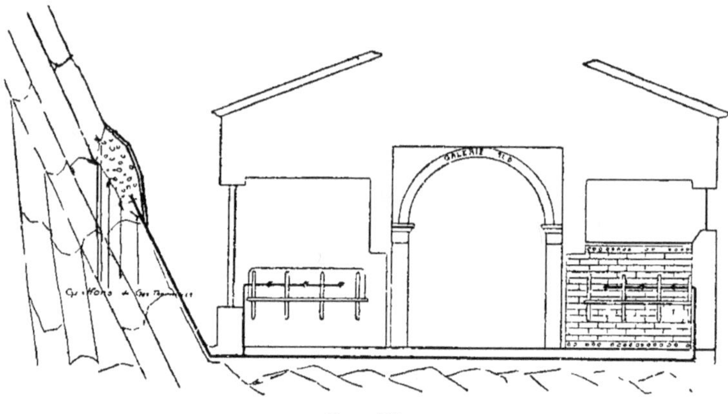

Fɪɢ. III.
Captage direct des gaz sur le rocher.

Les salles de distribution sont adaptées à la thérapeutique des voies respiratoires de la façon suivante. Chaque « bec », muni d'un robinet destiné à graduer à volonté la pression du jet gazeux, se continue par un tube en caoutchouc souple, auquel s'adapte un embout en buis individuel. Le malade, étant assis, a ainsi à sa disposition un appareil très maniable qui lui permet l'emploi du médicament gazeux, soit par la voie buccale, soit par la voie nasale.

Mode d'emploi des gaz Mont-Doriens. — Nous avons vu qu'à son début la thérapeutique gazeuse du Mont-Dore a voulu être une thérapeutique par *inhalation*. Cela était tout-à-fait dans les vues de Goin qui, comme nous l'avons signalé, traitait ainsi les névroses de l'appareil respiratoire. « Le malade,

disait Goin, devra avoir la résolution de s'exposer au plus
grand étouffement possible. » Ce simple détail suffit à montrer le caractère vraiment pénible d'une telle médication.
Ainsi conçue, elle n'est pas en outre exempte de danger. On
a essayé, il est vrai, d'en pallier les inconvénients en diluant
le gaz thermal dans une assez grande quantité d'air atmos-
phérique. Mais alors, en ce qui concerne le Mont-Dore, ne
semble-t-il pas plus simple de recourir à l'inhalation tradi-
tionnelle de cette station, qui permet aux malades d'aspirer
les gaz thermaux dans un état qui les rend très aisément
supportables ?

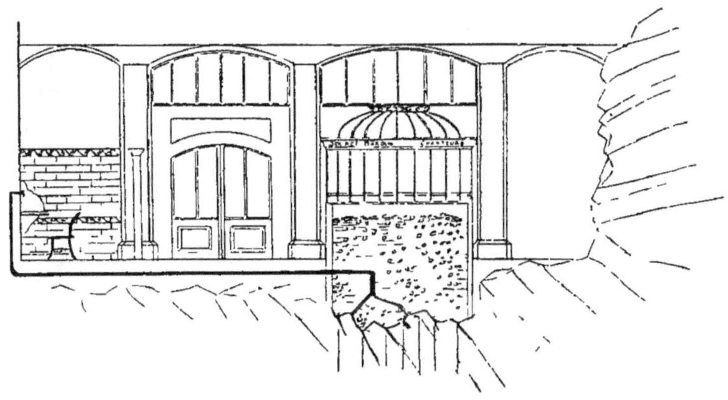

Fig IV.
Captage des gaz de la Source Bardon.

La *douche pharyngée gazeuse* n'est pas tout-à-fait passible
des mêmes reproches. Mais elle n'est pas non plus d'une
pratique très aisée, le patient, sous peine d'étouffement,
devant éloigner le jet gazeux à chaque inspiration, ce qui
n'évite pas, il s'en faut, toute gêne respiratoire. D'ailleurs le
gargarisme, la douche pharyngée liquide, la pulvérisation,
représentent une thérapeutique assez bonne des pharyngites
chroniques pour qu'il ne soit pas nécessaire de recourir à
d'autres moyens.

Il n'en est pas de même de la *douche nasale gazeuse*, très
improprement appelée quelquefois inhalation gazeuse. Cette
douche est, à nos yeux, une véritable nécessité thérapeuti-

que ; aussi demandons-nous la permission d'y insister quelque peu.

La *technique de la douche nasale gazeuse*, non seulement thermale, mais aussi extra-thermale, semble avoir été singulièrement négligée. Joal, à qui nous devons de si importantes études sur ce sujet, en parle à peine. Dans un travail intitulé : " Les douches d'acide carbonique dans les affections du nez, etc... ", un confrère russe, von Stein (1), ne parle en fait que d'inhalation. Seul, notre ami et collègue le D' Debidour (2) a écrit quelques précisions sur ce point.

Nous conseillons la technique suivante, que nous a dictée une expérience déjà longue : Le malade est invité, au moins avant la première séance, à faire quelques exercices de respiration purement buccale, ce qui n'est pas toujours inutile. Lorsqu'il est bien convaincu, après s'être obturé à plusieurs reprises les narines, qu'il sait et peut respirer uniquement par la bouche, il introduit, de la main droite et sans donner encore l'accès du gaz, l'embout dans l'orifice de la fosse nasale droite, et cela en relevant fortement la narine de telle façon que l'axe de l'embout soit à peu près horizontal. La respiration buccale continuant, le patient tourne de la main gauche le robinet d'issue du gaz ; celui-ci pénètre dans la cavité nasale correspondante, passe de droite à gauche et s'échappe librement, sans que la moindre part pénètre dans le pharynx buccal. Au bout de quelques instants, manœuvre semblable du côté gauche, en changeant de main. Au total, de cinq à dix minutes d'irrigation gazeuse, une ou deux fois par jour.

Quels sont les *effets physiologiques* et *physio-pathologiques* de la douche nasale gazeuse, telle qu'elle se pratique au Mont-Dore ? Les *effets immédiats* sont les suivants : tout d'abord, dès que le gaz entre en contact avec la pituitaire, sensation de picotement, quelquefois assez pénible, mais dont le malade prend son parti s'il a été prévenu au préalable qu'elle ne dure guère plus de deux à trois secondes, et bientôt hypoesthésie très marquée. Dans le but d'atténuer

---

(1) Von Stein (de Moscou) *Praktitcheski Vratch*, n°ˢ 28 et 29, 1907.
(2) *Gaz. hebd. des sciences méd. de Bordeaux*, 1911.

cette sensation désagréable, on conseille généralement de
tenir l'embout nasal à une certaine distance de la narine, et
de ne permettre tout d'abord l'introduction que d'une petite
quantité de gaz mélangé à beaucoup d'air. Tel n'est pas notre avis, et nous avons toujours constaté que l'anesthésie
s'obtient beaucoup plus vite si l'on obture exactement avec
l'embout l'orifice de la fosse nasale et laisse passer d'emblée
une assez grande quantité de gaz. Bientôt apparaît un certain
degré de gonflement de la muqueuse avec hypersécrétion et
quelquefois larmoiement ; on dirait, comme le fait remarquer le D¹ Bourgeois (1), « un vrai rhume qui se déclare ».
Mais au bout de quelques minutes, ces phénomènes rétro-
cèdent, et à la fin de la séance le malade éprouve une agréa-
ble sensation de perméabilité nasale accrue, très aisément
contrôlable au point de vue objectif, soit par l'examen direct, soit à l'aide du miroir de Glatzel.

Après un certain temps de traitement se montrent des
effets consécutifs qui peuvent être résumés en peu de mots :
décongestion, diminution de la sensibilité générale réflexe
de la pituitaire, amendement de certains troubles olfactifs.

Ces quelques mots nous font pressentir quelles peuvent
être les *indications* de la cure pnoothérapique Mont-Dorienne :
ce sont les innombrables rhinites congestives et spasmodi-
ques, depuis le coryza prolongé et récidivant jusqu'au rhume
des foins, toutes affections ayant pour caractère commun
des poussées fluxionnaires vaso-motrices paroxystiques avec
obstruction nasale et hydrorrhée fréquente, affections de
nature neuro-arthritique et qui tantôt évoluent pour leur
propre compte, tantôt deviennent le point de départ d'un
réflexe asthmatique. Dans tous ces cas, s'il n'existe pas en
même temps de malformation, de néoformation ou d'état
infectieux véritable des fosses nasales, justiciables d'autres
traitements, les douches nasales gazeuses, jointes aux
diverses pratiques Mont-Doriennes, amènent presque toujours l'amendement ou la cessation des accidents. Nous

---

(1) Les inhalations d'acide carbonique en rhinologie. (*Progrès médical*,
7 oct. 1911).

n'insisterons pas sur ces faits, dont les exemples abondent.

Beaucoup moins connus sont les faits d'*anosmie* dans leurs rapports avec cette même médication. Lorsque la disparition de l'odorat semble reconnaître pour cause une lésion objective appréciable, sa thérapeutique s'impose. Mais il n'en est pas toujours ainsi. Très souvent, à la suite d'une intoxication, d'une infection banale, la sensibilité olfactive s'évanouit sans qu'apparaisse la moindre lésion reconnaissable. La plupart des auteurs considèrent ces anosmies comme incurables : « Celles qui sont consécutives à la grippe, sans lésion apparente de la muqueuse, dit Moure, sont souvent définitives. »

Or, ce trouble de l'olfaction n'est nullement négligeable. Outre que l'anosmie peut, dans quelques cas, être la cause d'une véritable incapacité professionnelle, elle irrite les malades au point d'éveiller en eux les tendances névropathiques latentes ; enfin, en enlevant presque toute saveur aux aliments, elle détermine une diminution considérable de l'appétit, suivie de troubles digestifs et généraux.

Voici plus de raisons qu'il n'en faut pour justifier les tentatives thérapeutiques et estimer fort regrettable l'oubli presque complet dans lequel sont tombés les faits rapportés par Joal en 1895 et 1900 (1). Instruit par ces publications, nous n'avons jamais manqué de rechercher l'anosmie, dont ne parlent pas toujours spontanément les malades, et nous avons eu, à diverses reprises, comme Joal, la satisfaction de réveiller, par la douche gazeuse, des pituitaires endormies ; nous citerons en particulier deux cas d'anosmie complète dont la guérison, obtenue en quelques jours, se maintenait au bout d'une année. Nous insistons sur ces résultats, convaincu qu'ils peuvent fournir la matière d'un chapitre nouveau et très intéressant de la thérapeutique des fosses nasales.

---

(1) Deux cas d'anosmie guéris par les douches d'acide carbonique. *Soc. franç. de laryngologie*, mai 1895.

— Du gaz carbonique dans les affections nasales. Paris, Rueff, édit., 1900.

Telles sont les indications générales de la douche nasale gazeuse. Ce ne sont pas, on le voit, celles de la douche liquide qui, dans la plupart des cas précédemment cités, doit être proscrite comme inefficace et en raison de dangers auriculaires possibles. Tout au plus seraient-ce parfois celles du bain nasal de Depierris.

Un mot sur les *inconvénients* et les *contre-indications de la douche nasale gazeuse*. Il existe des malades timorés et vraiment trop indociles qui ont peur du traitement avant même de l'avoir essayé ; on sera rarement dans l'obligation de renoncer à celui-ci, à moins que l'on n'ait affaire à des névropathes irréductibles. Les jeunes enfants non plus ne s'accommodent pas toujours très aisément d'une pratique qui exige une certaine attention ; aussi, dans ces cas, usons-nous de réserve et n'insistons-nous pas.

Restent trois incidents possibles de la douche nasale gazeuse : suffocation, céphalée, palpitations. Les deux premiers sont le résultat d'une technique défectueuse. Le malade suffoque soit parce qu'il inspire les gaz, soit parce qu'il s'abstient de respirer ; d'autre part, la céphalée frontale apparaît immanquablement lorsque le patient dirige le jet gazeux, non vers les choanes, mais verticalement dans la direction du sinus frontal. Quant aux palpitations, elles surviennent parfois, même chez des sujets dont le cœur est tout-à-fait normal, dès le premier contact gazeux, et dans des cas rares, elle peut nécessiter l'interruption du traitement ; il va sans dire qu'on devra être fort prudent si l'on a quelque doute sur l'intégrité organique du cœur. Sous ces réserves, on peut dire que la douche nasale gazeuse est d'application facile, infiniment plus facile et moins pénible que celle de la douche nasale liquide. La grande majorité des malades s'y accoutume très bien et fort vite.

Dans le cours de ce travail, nous n'avons envisagé que les gaz thermaux et nullement l'acide carbonique : celui-ci et ceux-là, comme nous l'avons vu, ne sauraient être confondus. Est-ce à dire que l'acide carbonique ne puisse être considéré comme un succédané de ces gaz ? Non, certes, mais sur ce terrain encore il y a beaucoup à faire. Depuis l'ouvrage de Herpin, de Metz, qui date de 1864, la bibliographie du sujet tiendrait probablement en peu de lignes, et on trouvera pour le moins surprenant qu'à l'heure actuelle, où ce gaz est devenu si aisément maniable, ne soit pas greffée, si l'on peut dire, sur l'énorme tronc physiothérapique, la plus petite branche « carbonique ».

Nous signalons simplement le fait, ce travail ayant surtout pour but de plaider la cause des gaz thermaux envisagés comme éléments directs de cure, et de rappeler que si les recherches hydrologiques modernes nous permettent de mieux savoir, ce doit être avant tout pour mieux guérir.

Issoudun. — Imprimerie Gaignault, 15, rue Victor-Hugo.